Dʳ David DAUBOIS

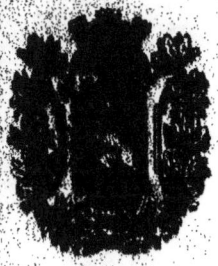

DE L'ISOLEMENT IMMÉDIAT

DE LA

CAVITÉ PÉRITONÉALE

DANS LA

NÉPHRECTOMIE ABDOMINALE

MARSUPIALISATION ANTÉ-NÉPHRECTOMIQUE

DES INCISIONS TRANS-PÉRITONÉALES

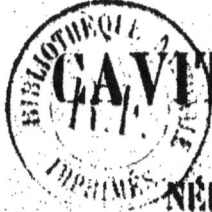

A.-H. STORCK, ÉDITEUR
LYON

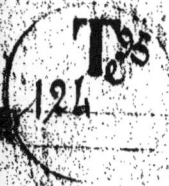

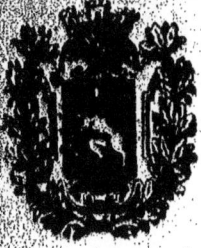

Dᵉ David DAUBOIS

DE L'ISOLEMENT IMMÉDIAT

DE LA

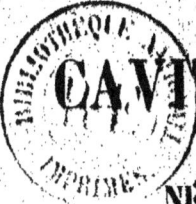

CAVITÉ PÉRITONÉALE

DANS LA

NÉPHRECTOMIE ABDOMINALE

MARSUPIALISATION ANTÉ-NÉPHRECTOMIQUE

DES INCISIONS TRANS-PÉRITONÉALES

A.-H. STORCK, ÉDITEUR
LYON

Dr David DAUBOIS

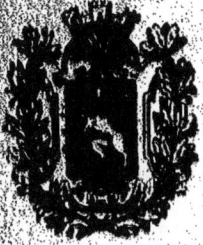

DE L'ISOLEMENT IMMÉDIAT

DE LA

CAVITÉ PÉRITONÉALE

DANS LA

NÉPHRECTOMIE ABDOMINALE

MARSUPIALISATION ANTÉ-NÉPHRECTOMIQUE

DES INCISIONS TRANS-PÉRITONÉALES

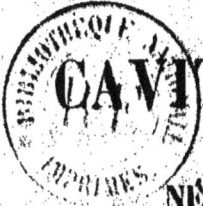

A.-H. STORCK, ÉDITEUR
LYON

INTRODUCTION

C'est dans le service de M. le professeur Poncet que nous avons vu pratiquer pour la première fois l'opération qui fait le sujet de cette thèse. Nous avons été frappé de sa simplicité, du résultat obtenu et de la sécurité qu'elle donne au chirurgien toutes les fois que la lésion rénale peut être aisément la cause d'une infection péritonéale. Aussi nous proposons-nous aujourd'hui d'étudier le manuel opératoire de cette *marsupialisation précoce* dans la néphrectomie abdominale, d'en montrer les avantages et d'en donner les indications.

La néphrectomie est une opération relativement récente, et faire connaître ses progrès et ses perfectionnements peut encore présenter quelque intérêt.

L'idée première de cette modification opératoire appartient à M. Villard, chef de clinique de M. le professeur Poncet, et c'est lui qui en a fait également la première application chez un malade qu'il avait opéré en 1895. Jusqu'alors, suivant les modifications et la pratique de M. le professeur Terrier, on s'était contenté de suturer après l'ablation du rein les lèvres de la plaie péritonéale, de façon à isoler du foyer opératoire la cavité péritonéale.

C'était là une sorte de marsupialisation tardive par opposition à la marsupialisation immédiate que nous proposons. Ce qui distingue essentiellement cette dernière de la première, *c'est que pendant, aussi bien qu'après* l'opération, la plaie opératoire est isolée de la grande séreuse.

Nous diviserons notre sujet comme il suit : le premier chapitre contiendra un rapide aperçu de la question, depuis le jour où Simon d'Heidelberg pratiqua la première néphrectomie. Dans un deuxième chapitre nous étudierons sommairement les principaux rapports de la glande rénale, ses connexions avec les organes voisins et les modifications qu'apporte son accroissement de volume sur la situation des viscères abdominaux. Nous passerons ensuite en revue les différents procédés pour énucléer le rein, soit qu'il s'agisse d'une ablation totale ou d'une ablation partielle. Nous insisterons surtout sur la néphrectomie abdominale dont notre procédé n'est qu'une transformation des temps opératoires. La description de cette opération, telle qu'elle a été faite par MM. les docteurs Poncet et Villard, sera détaillée dans le quatrième chapitre. Nous comparerons ensuite les différentes méthodes et nous étudierons les avantages du nouveau procédé. Suivent, dans un dernier chapitre, les deux seules observations inédites à l'appui de la méthode que nous préconisons.

Avant d'entreprendre notre tâche, nous tenons à témoigner ici un public hommage de reconnaissance à M. le professeur Poncet ; c'est dans ses leçons et ses causeries au lit du malade que nous avons appris le peu de science chirurgicale que nous possédons à cette heure. Nous ayant donné la première idée de ce travail, il a consenti à le guider et nous a fait l'honneur d'en accepter la présidence. Nous n'oublierons jamais ses titres à notre gratitude et sa bienveillance à notre égard.

Nous profitons également de l'occasion qui nous est offerte pour exprimer notre vive reconnaissance à nos maîtres des hôpitaux et de la Faculté, à tous ceux en un mot qui, de près ou de loin, ont contribué à nous instruire ou nous ont porté quelque intérêt.

Nous ne saurions oublier M. Villard, chef de clinique de M. le professeur Poncet, qui a bien voulu nous aider de ses conseils et de son expérience; il a été pour nous un guide sûr et bienveillant, aussi est-ce un plaisir autant qu'un devoir de lui exprimer notre profonde gratitude.

HISTORIQUE

Les expériences de Zambeccarius avaient prouvé que
l on pouvait enlever un rein sans que la mort s'ensuivit.
En 1690 Blancard émit l'idée que l'extirpation du rein
devait être tentée chez les malades atteints de coliques
néphrétiques ; Conhaire (1803), Prévost, Dumas (1823),
Claude Bernard répétèrent les expériences de Zambeccarius. Ils constatèrent aussi que les animaux pouvaient
parfaitement vivre avec un seul rein, et que la suppres-
sion brusque de la moitié de l'appareil sécréteur de
l'urine ne causait pas une perturbation inévitablement
fatale.

De nombreuses autopsies avaient également démontré
que l'absence ou la désorganisation d'un rein n'était pas
incompatible avec la vie et que le congénère resté intact,
graduellement hypertrophié, pouvait suffire à la sécrétion
urinaire. Simon d'Heidelberg n'hésita pas le 2 août
1869 à enlever un rein à une femme qui portait une fistule
urinaire. Cette opération mémorable fut couronnée d'un
plein succès, et six semaines après l'opération la malade
put se lever ; elle fut complètement guérie six mois
après. Déjà Wolcoot (de Philadelphie) en 1861, Spieg-

leberg (de Breslau) en 1867, Peaslee (de New-York) en
1868 avaient enlevé des tumeurs rénales par suite d'une
erreur de diagnostic : les trois opérés avaient succombé.
Mais c'est au chirurgien allemand que revient tout
l'honneur de cette grande innovation, parce que le
premier il pratiqua l'opération sachant parfaitement ce
qu'il faisait et guidé par de nombreuses expérimentations
préalables sur des animaux. L'exemple donné par Simon
est suivi en 1870 par Gibmore (rein fibreux douloureux),
en 1861 par Bruns (pyélonéphrite suite de coup de feu).
La même année Simon pratique sa deuxième néphrectomie
sur une femme atteinte de lithiase ; l'opérée meurt
de pyohémie au trente et unième jour. Puis viennent
les opérations de Dunhan et Peters, toutes deux en 1871.
Vers la même époque Spencer Wells, Thornton, Clément
Lucas, Morris, en Angleterre, et Billroth en Allemagne
pratiquent un grand nombre de fois la néphrectomie
pour des causes diverses. Tandis qu'à l'étranger les
chirurgiens répètent l'opération de Simon d'Heidelberg,
la majorité des chirurgiens français la rejettent et Nepwou
dans une revue publiée en 1875 la condamne « au nom
de la saine critique et de l'art ». Ce n'est que le
20 mai 1880 que M. le professeur Léon Lefort pratique
chez nous la première néphrectomie. Son malade meurt
et cette observation donne lieu à la thèse de Boulay. En
1882 M. Le Dentu communique deux nouvelles observations de néphrectomie avec guérison. Ces faits sont
l'occasion de revues. Lannois publie 39 cas, Quénu 102 cas.
En 1883 M. le professeur Ollier présente trois observations de néphrectomie pour causes diverses (*Semaine
médicale* 1883). En 1885, M. le professeur Trélat fait

connaître à la Société de chirurgie deux cas de néphrectomie suivis, l'un de guérison, l'autre de mort. Puis les
néphrectomies se multiplient, et en 1886, Brodeur (1) dans
un travail important et documenté a relevé tous les cas
publiés jusqu'à cette époque ; nous y trouvons un compte
rendu de 235 néphrectomies, dont 125 par voie lombaire,
et 110 par voie abdominale, les premières ayant donné
une mortalité de 37 p. 100, les secondes de 50 p. 100.

Pendant longtemps la néphrectomie extra-péritonéale
fut seule employée, sauf dans les cas d'erreur de diagnostic ; mais ces erreurs elles-mêmes ont montré que
l'extirpation rénale pouvait être pratiquée à travers la
paroi abdominale. Elles représentent comme l'ébauche de
la néphrectomie transpéritonéale régulière et voulue.
Celle-ci s'est imposée à Kocher en 1876 (2) comme une
méthode de nécessité.

L'opération ayant pour but l'extirpation d'un sarcome,
développé dans un rein légèrement mobile, fut suivie de
mort au bout de trois jours. Elle n'avait pu être achevée,
parce que la tumeur avait gagné le mésocôlon transverse.
Un an et demi plus tard, le même chirurgien extirpait
une tumeur du rein développée chez un enfant de deux
ans et demi. Une péritonite septique enleva encore
l'opéré. En mai 1876, Martin (de Berlin) vit guérir la
première femme à qui il fit l'ablation d'un rein flottant (3).
Il obtint successivement trois autres succès dont deux
dans des cas de reins mobiles et un dans un cas de
sarcome.

(1) Brodeur, thèse Paris 1886.
(2) Kocher. — *Deusfche Zeitschrift für Chir.* Bd IX. 1878.
(3) Martin. — *Zur Frage der Nierenextirpation*. Berlin. Klin. Wochens.
1882.

On voit apparaître ensuite dans l'ordre chronologique des opérateurs les noms de Czerny, de Thornton, de Merkel, etc. Quoique relativement rares les erreurs de diagnostic continuent, Spencer Wells, Billroth, Huter, Lossen croyant avoir affaire à des tumeurs de l'utérus ou des ovaires se trouvent encore en présence de tumeurs rénales.

Ainsi sont nées les deux principales méthodes. Suivant que l'opérateur ouvre la cavité péritonéale pour parvenir jusqu'au rein, ou agit au dehors d'elle, la néphrectomie est dite *abdominale* ou *lombaire*. Chacune de ces méthodes a ses indications propres. Cette notion se dégage de presque tous les travaux relatifs à ce sujet et l'accord est à peu près complet entre les néphrectomistes. La néphrectomie est entrée de plus en plus dans le domaine de la pratique et les recherches modernes tendent à en préciser les indications et à en perfectionner le manuel opératoire. Un simple coup d'œil jeté sur la thérapeutique des affections rénales suffit à montrer que cette branche spéciale de la pathologie a largement bénéficié des méthodes chirurgicales contemporaines. La néphrectomie est acceptée aujourd'hui par tous les chirurgiens, et rend les plus grands services pour le traitement des tumeurs liquides et solides qui compromettent la vie. Tous s'accordent pour mettre la tumeur à nu, pour donner la préférence aux incisions verticales postérieures, latérales ou antérieures suivant que la tumeur est saillante du côté de la région lombaire ou au contraire qu'elle est volumineuse et fait une saillie considérable du côté de la région antérieure de l'abdomen Tous ceux qui ont étudié la question se sont ingéniés perfectionner et à régulariser le manuel opératoire. La profondeur et les rapports du rein ont poussé les chirurgiens à chercher le plus grand jour possible pour faciliter l'ablation de cet organe. Ce sont ces rapports qui ont nécessité cette multitude d'incisions que nous passerons en revue tout à l'heure, et aussi la résection de l'une ou des deux dernières côtes. Qu'arrivera-t-il quand, pour rester en dehors du péritoine, on veut extirper une grosse tumeur par l'incision verticale lombaire ? C'est qu'on se trouve obligé d'agrandir la plaie; mais en bas on est vite arrêté par la crête iliaque, en haut si on résèque une portion de côte on s'expose à blesser le cul-de-sac inférieur en désinsérant le diaphragme. Et souvent, ce traumatisme opératoire ne suffisant pas, il faut joindre à l'incision verticale première une deuxième incision dans un autre sens.

La voie lombaire ayant donné de meilleurs résultats que la voie abdominale, mais n'étant applicable que pour les petites tumeurs, quelques chirurgiens crurent résoudre le problème en morcelant la tumeur. C'est ainsi que fut créée la *néphrectomie par morcellement.*

D'autres, Barwell, Rushton, Parker, Terrier ont cherché à empêcher ou à prévenir l'infection de la séreuse péritonéale après l'opération. Ils ont eu recours au drainage post-opératoire, à la cautérisation et à l'isolement de l'uretère.

A côté de ces deux méthodes principales existe encore la *néphrectomie parapéritonéale* dans laquelle on aborde le rein par la voie latérale et sans ouvrir le péritoine. Trélat la préconisait en 1885, depuis plusieurs chirurgiens et surtout M. le professeur Poncet en ont montré les avantages. Jusqu'ici on n'a fait que l'extirpation totale du rein, mais on conçoit la possibilité d'une *néphrectomie partielle* dans certaines circonstances. Que l'on suppose un kyste simple et unique, un kyste hydatique, ou encore une tumeur solide manifestement bénigne, d'un volume tel que les deux tiers du parenchyme sont restés intacts, n'y aurait-il pas avantage à ménager cette portion encore susceptible d'un fonctionnement normal ? Les perfectionnements apportés à la technique opératoire de la chirurgie rénale nous permettent d'aborder les résections partielles du rein, elles répondent à une « nécessité physiologique et à un principe de chirurgie conservatrice » (1).

Les fonctions du rein jouent un trop grand rôle dans le maintien de l'équilibre normal de la nutrition pour que nous ne cherchions pas, par tous les moyens, à les conserver.

Cet exposé succinct des nombreuses modifications apportées à la néphrectomie nous a montré la multiplicité des procédés.

Examinons les statistiques et voyons-en les résultats :

Tuffier (2) sur un total de 371 néphrectomies primitives pour calculs, pyélites, hydronéphroses, kystes, tumeurs et tuberculose donne une mortalité moyenne de 36,8 pour 100, savoir :

La néphrectomie lombaire (200 cas) donne 28,4 pour 100.

La néphrectomie transpéritonéale (161 cas) donne 44,1 pour 100.

La néphrectomie secondaire pratiquée dans 36 cas ne donne que 9,2 pour 100 de mortalité. Au premier abord, il

(1) Thèse Rouville. — *Des Néphrectomie partielles*. Paris 1894-1895.
(2) *Traité de chirurgie*.

semble que la néphrectomie transpéritonéale soit moins
avantageuse, mais c'est qu'il s'agit d'un manuel opératoire mal réglé et il est vraisemblable qu'en le perfection-
nant on arrivera à de meilleurs résultats ; c'est du reste ce
que nous allons essayer de montrer. Nous allons exposer
les différentes méthodes et nous verrons quels avantages
on peut retirer de certains détails de technique opératoire
qui éviteront l'infection péritonéale, c'est-à-dire une
grande cause de mortalité, et nous montrerons que la
voie transpéritonéale est à conserver, car c'est la seule
qui permette d'enlever des tumeurs volumineuses.

ANATOMIE

Avant d'exposer notre manuel opératoire, nous devons entrer dans quelques détails sur la topographie de la région où va porter notre intervention, rappeler les rapports importants du rein avec les organes voisins et donner un aperçu sur le mode d'évolution des tumeurs rénales. Pour cela nous avons largement puisé à l'excellente thèse de Récamier (Paris 1888-1889) mais ayant spécialement pour but d'étudier la néphrectomie transpéritonéale, nous serons brefs sur l'anatomie de la loge rénale, surtout en arrière, car les dispositions anatomiques à ce niveau sont beaucoup plus importantes à connaître lorsqu'il s'agit de pratiquer la néphrectomie lombaire. Du reste l'étude de l'anatomie normale ne peut être que d'un faible secours pour comprendre la néphrectomie transpéritonéale et en particulier les modifications opératoires que nous nous proposons de mettre en lumière. Tout différents sont en effet les rapports du rein du volume d'un poing logé dans les gouttières lombaires de ceux que peut contracter le même organe malade, alors qu'il arrive à dépasser le volume d'une tête de fœtus et même d'une tête d'adulte.

Nous insisterons donc sur les dispositions anatomiques créées par le développement de la tumeur.

Les reins, au nombre de deux, sont situés profondément dans l'abdomen, sur les parties latérales des deux dernières vertèbres dorsales et des deux premières vertèbres lombaires, au-devant du muscle carré des lombes, derrière le péritoine et le tube intestinal. Le foie recouvre en partie le rein droit, la rate s'applique sur le rein gauche. Les reins sont maintenus en position par les vaisseaux rénaux constituant le hile, par le péritoine pariétal qui en recouvrant la plus grande partie de la face antérieure les applique fortement contre la paroi abdominale, et par une enveloppe cellulo-fibreuse qui entoure l'organe, au milieu de laquelle le rein se trouve suspendu au sein de son atmosphère graisseuse. Tels sont en quelques mots les rapports du rein. Une chose nous frappe tout d'abord : le rein droit et le rein gauche n'ont pas les mêmes rapports. Les connexions de ces deux organes ne peuvent être en effet les mêmes que dans le cas où la portion abdominale du tube digestif et de ses annexes serait rectiligne, ce qui n'a lieu que dans les premiers stades de la vie intra-utérine ; étudions donc la différence des rapports du rein droit et du rein gauche.

Et d'abord, notons la différence de hauteur. Le rein droit serait situé plus bas que le rein gauche, et cela à cause de la pression du foie. Sur la face antérieure le rein droit est recouvert par la face inférieure du foie dans ses deux tiers, quelquefois ses trois quarts supérieurs, et rarement sa totalité. C'est au devant du rein que le côlon ascendant se coude sur lui-même pour devenir côlon transverse, recouvrant ainsi ordinairement le tiers infé-

rieur de cet organe ; plus bas et un peu sur le côté interne
est la portion verticale du duodénum. La veine cave ne
fait que croiser la partie inférieure du rein lorsqu'elle
gagne l'orifice diaphragmatique.

Pour le rein gauche, sa partie supéro-externe est en
rapport avec la rate ; la grosse tubérosité de l'estomac
recouvre le bord interne de cette face ; il en est séparé
par l'arrière-cavité des épiploons. La queue du pancréas
est directement appliquée sur la partie supérieure de
l'organe ; la face antérieure du rein est encore croisée par
la portion terminale du côlon transverse et du côlon
descendant qui s'appliquent contre sa moitié inférieure
ou ses deux tiers inférieurs, avec ou sans méso. Tels sont
les rapports de la face antérieure du rein ; mais il nous
reste à étudier la marche du péritoine à la surface du
rein et des organes adjacents.

Prenons le feuillet pariétal du péritoine au niveau de
l'ombilic et suivons le transversalement d'avant en
arrière en commençant par la droite. Cette membrane
tapisse la face interne de l'aponévrose profonde du
muscle transverse de l'abdomen, elle est unie à cette
aponévrose par une lame de tissu cellulo-fibreux nommée
le *fascia propria*. C'est en décollant cette lame d'avant
en arrière, depuis son insertion abdominale, que Trélat
abordait le rein dans sa méthode parapéritonéale. Arrivé
au bord postérieur du muscle transverse, le péritoine, qui
a enveloppé toute la masse intestinale, se réfléchit et se
coude sur lui-même pour revenir en avant sur le bord
externe et la face antérieure du rein. Le rein, en effet, est
un organe rétro-péritonéal, sa face antérieure est seule
recouverte par la séreuse. Mais en avant de lui se trouve

le côlon ; ici, nous trouvons de grandes différences indi-
viduelles. « Cet intestin, en effet, n'est pas ordinairement
recouvert du péritoine dans toute sa circonférence, une
partie de sa face postérieure en est dépourvue, en sorte
qu'en ce point le côlon repose directement sur le carré
des lombes (1). » Dans ce cas-là, nous avons donc un rapport immédiat du rein et du côlon sans interposition du
péritoine ; mais il peut en être autrement et on rencontre
à la hauteur du rein l'existence d'un méso-côlon ou diver-
ticule du péritoine qui entoure complètement la circonférence de l'intestin et s'adosse ensuite à lui-même dans
l'espace qui sépare le viscère du plan pariétal de la
séreuse. Du bord interne du rein droit, le péritoine gagne
la ligne médiane en recouvrant le bord externe du psoas
et la face antérieure de la veine cave inférieure ; il franchit
la ligne médiane au-devant de la colonne vertébrale,
recouvre la face antérieure de l'aorte, et passe comme pour
le rein droit au-devant du rein gauche qui, à l'exemple de
son homologue, reste rétro-péritonéal. Mais pour le rein
gauche, la disposition des feuillets péritonéaux est plus
compliquée. Ici, en effet, les rapports du rein et des
organes ne sont que des rapports médiats ; ils sont séparés
les uns des autres par un espace qui est l'arrière-cavité
des épiploons. C'est le haut de cette dernière que nous
trouvons ici : elle est formée par le péritoine pariétal
tapissant la face antérieure du rein en arrière, et en avant
par le péritoine viscéral qui recouvre la face postérieure
de la rate, de l'estomac et du côlon transverse.

C'est entre ces deux derniers organes que commence

(1) Tillaux. — *Anatomie topographique.*

l'invagination qui forme la cavité du grand épiploon,
Quant au pancréas, comme le rein il est rétro-péritonéal
et situé en arrière de l'extrémité supérieure de la grande
cavité épiploïque. Le feuillet pariétal du péritoine, après
avoir rejoint l'aponévrose interne du muscle transverse
gauche de l'abdomen, revient à l'ombilic, où nous l'avons
pris en commençant cette description.

La face postérieure du rein (et ici les rapports sont les
mêmes à droite et à gauche) a les connexions suivantes :
en bas, au-dessous de la douzième côte, elle repose sur le
muscle carré des lombes, dont elle est séparée par le
feuillet antérieur de l'aponévrose du transverse et par
trois branches nerveuses. Le rein déborde toujours en
dehors le bord externe du muscle précité : il répond alors
aux muscles larges de l'abdomen et plus particulièrement
au muscle transverse. *En haut*, au-dessus de la douzième
côte, le rein repose sur le diaphragme qui le sépare de
cette côte, du dernier espace intercostal et du cul-de-sac
inférieur de la plèvre dans sa partie la plus déclive. La
douzième côte est variable dans ses dimensions et les
rapports de la plèvre varient avec elle ; si la côte est longue
et c'est la disposition de beaucoup la plus fréquente
(quatre fois sur cinq d'après Récamier), la face interne de
la douzième côte est tapissée par la plèvre à peu près dans
ses deux tiers internes, elle est extra-pleurale dans son
tiers externe. Si, au contraire, la côte est courte (5 à
6 centimètres et au-dessous), elle est tout entière en
rapport avec la séreuse. Remarquons que les fibres dia-
phragmatiques qui répondent à la face postérieure de
l'organe forment une barrière peu résistante qui se lais-
sera facilement traverser par les collections périnéphré-

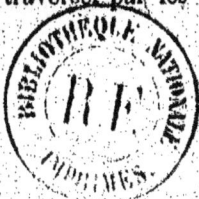

tiques ; nous trouvons aussi immédiatement en dehors du faisceau de fibres qui vient s'insérer sur l'arcade du psoas une interruption dans la cloison diaphragmatique ; cette interruption de forme triangulaire est un véritable hiatus où le rein se trouve directement en contact avec le cul-de-sac inférieur de la plèvre. Ce hiatus diaphragmatique nous explique la possibilité pour une lésion inflammatoire du rein de se propager à la plèvre, et pour les collections purulentes périnéphrétiques de s'ouvrir en pleine cavité pleurale sans avoir à perforer le diaphragme.

Les néoplasmes du rein, en augmentant de volume, ne se portent guère en arrière ; l'épaisseur et la résistance des parois en ce point forment en quelque sorte un *locus majoris resistentiæ*. En effet, en arrière et en dedans le rein est protégé par une couche musculaire épaisse rendue encore plus résistante par le dédoublement en trois feuillets de l'aponévrose du transverse. Le feuillet moyen de cette aponévrose qui s'attache au sommet des apophyses transverses de la colonne lombaire constitue surtout une puissante barrière, au point qu'il n'est pas franchi par les abcès froids et sert de ligne de démarcation à la direction qu'ils prennent ; enfin, en dedans de ce plan musculo-aponévrotique le squelette qui ne se laisse pas si facilement refouler. Les rapports que contracte le rein avec la paroi postérieure seront donc peu modifiés ; il s'étalera sur la région lombaire, soulevant les fausses côtes, distendant l'espace ilio-costal et déprimant fortement le diaphragme en haut. Mais en somme il sera recouvert par les mêmes plans anatomiques et le bistouri du chirurgien traversera les mêmes régions, que le rein soit volumineux ou non.

Bien différents sont les rapports pathologiques sur la face antérieure. Normalement, comme nous l'avons vu, après l'ouverture de la cavité abdominale, si l'on voulait pratiquer l'ablation du rein, on aurait beaucoup de peine par la voie transpéritonale à atteindre cet organe, les anses d'intestin grêle, le système des côlons venant constamment s'interposer au-devant de la glande. A gauche, l'arrière-cavité des épiploons, l'estomac, la rate se présenteraient à l'opérateur et rendraient très difficiles les manœuvres d'extirpation. Les rapports sont heureusement modifiés par la distension de l'organe ; les tumeurs croissent en avant et en bas, elles se coiffent en quelque sorte du péritoine et la masse molle, dépressible, formée par le paquet intestinal leur permet une facile évolution et un accroissement rapide. Nous voyons en effet que le côlon ascendant ou descendant soulevé par le néoplasme s'élève contre la paroi abdominale et subit en même temps un mouvement de translation en dedans.

Le système des côlons renfermant, en quelque sorte, comme en un cadre le paquet des anses d'intestin grêle, celles-ci sont refoulées vers la ligne médiane, abandonnent le contact avec la face antérieure du rein, et l'on comprend que lorsque la glande rénale a acquis un grand développement elle vient se mettre en rapport avec la paroi antérieure de l'abdomen. La situation est alors la suivante : côlon en dedans et en bas ; sur les deux tiers externes de la face antérieure du rein le péritoine pariétal est en rapport avec le péritoine rénal ; sur les côtés le sinus péritonéal est dépourvu d'anses intestinales et là nous aurons encore une voie pour aborder le rein. En haut il est directement en contact avec le bord antérieur et la face inférieure du foie, et la vésicule biliaire ; à gauche avec l'extrémité gauche du foie, la rate et la grosse tubérosité de l'estomac rejetée en dedans. En bas la tumeur descend dans la fosse iliaque, mais le plus souvent se limite à la partie supérieure de cette fosse. Les grosses tumeurs du rein faisant saillie à la partie antérieure des hypocondres, l'idée est venue de les aborder de ce côté soit par une incision médiane comme dans une laparotomie simple, soit par une incision latérale en dehors des muscles droits (Laugenbuch). Cette incision latérale nous paraît mieux justifiée parce que nous avons vu qu'en cet endroit les anses intestinales font presque toujours défaut. Une autre facilité du manuel opératoire découlera de cette marche en avant de la tumeur, le pédicule du rein s'allongera, ce qui rendra la forcipressure moins laborieuse.

DES NÉPHRECTOMIES (1)

***

Avant de décrire le procédé de M. le docteur Villard,
nous jetterons un rapide coup d'œil sur les différentes
méthodes de néphrectomie ; on peut les ramener à trois
principales, celle par voie lombaire, celle par voie abdominale et enfin une troisième intermédiaire aux deux
précédentes : la voie parapéritonéale. Nous serons brefs
sur la première et la troisième, mais nous nous éten-
drons un peu plus longuement sur la néphrectomie
abdominale qui a beaucoup plus d'analogie avec celle que
nous préconisons.

NÉPHRECTOMIE LOMBAIRE

La néphrectomie classique comprend quatre temps :

1° *Incision des parties molles.* — Le nombre des incisions proposées par les chirurgiens est considérable, et
presque chaque opérateur a son incision personnelle.

(1) Pour la rédaction de ce chapitre, nous avons largement puisé dans
l'excellent ouvrage du docteur Legueu : *Chirurgie du rein et de l'uretère.*

Dans le chapitre très complet que M. Le Dentu (1) a écrit en 1886 sur ce sujet, on trouvera toutes ces incisions étudiées et discutées. Simon fait une incision verticale sur le bord extrême de la masse sacro-lombaire, et passe pour arriver au rein au travers du carré des lombes. Czerny prolonge par une incision en bas et en dehors la direction de la douzième côte dans une étendue variable suivant le volume de la tumeur. Klincuberger préfère une incision courbe, dont la convexité regarde en haut et en dedans : elle commence vers la pointe de la douzième côte et gagne en s'incurvant la partie inférieure de la masse sacro-lombaire. D'autres ont recours à des incisions combinées : tels sont Lucas, Morris, Polaillon, Verneuil, dont les tracés sont, à peu de différences près, identiques. Clément Lucas incise verticalement sur le bord externe du carré lombaire ; de la partie supérieure de cette incision, il en fait partir une autre perpendiculaire, mais parallèle au bord inférieur de la douzième côte.

Dans le choix de l'incision, il ne faut pas faire preuve d'un « exclusivisme absolu » (2). Telle incision droite, verticale et longue, sera suffisante dans un cas où le rein est peu augmenté de volume qui ne suffira plus au cas contraire : les incisions combinées reprennent ici leurs droits. Mais en général les incisions courbes se prêtent plus facilement que les autres à toutes les nécessités de la situation ; elles sont adoptées par M. Le Dentu et par M. Guyon. « Je fais, dit M. Le Dentu, une incision verticale en dehors de la masse sacro-lombaire, à partir de la

(1) Le Dentu. — *Revue de chirurgie*, 1886.
(2) Legueu. — *Chirurgie du rein.*

douzième côte, n'intéressant guère que la peau et les
couches sous-cutanées. De l'extrémité inférieure de cette
incision, arrêtée à trois ou quatre centimètres au-dessus
de la côte, j'en fais partir une autre, qui s'avance parallèlement à celle-ci à la distance nécessaire pour que le
dégagement de la tumeur rénale soit facilement exécu-
table. » M. Guyon se sert de l'incision oblique qu'il
emploie dans la néphrotomie, se réservant d'augmenter
suivant les besoins ses dimensions en avant. Cette incision paraît la plus favorable pour l'abord du rein par la
voie lombaire.

Plusieurs fois, au cours de la néphrectomie, on a pratiqué la résection sous-périostée de la dernière ou des
deux dernières côtes : Czerny a même déclaré que l'on
pouvait toujours sans danger réséquer un tiers de la
dernière côte. Il est arrivé cependant à des opérateurs
distingués, comme Thiriar, Le Dentu, d'ouvrir la plèvre.
Les recherches de Holl, celles plus récentes de Récamier ont montré que le cul-de-sac pleural descend
jusque dans les parties molles. Aussi la résection de la
côte exposerait-elle fatalement dans ce cas à l'ouverture
de la plèvre : cette pratique est donc absolument
condamnée par Morris, par Le Dentu, par Guyon.

Dans le cas où le volume de la tumeur exige une large
ouverture, la prolongation de l'incision cutanée en haut
jusqu'au-dessus de la dernière côte donnera souvent plus
de jour : si l'incision est oblique, le danger de blesser la
plèvre est de ce fait atténué, et un écarteur placé sur la
lèvre supérieure de l'incision (Morris) permet en élevant
la côte d'agrandir le champ opératoire. Cette incision, sur
laquelle nous nous sommes longuement arrêté, conduit

à travers les différents plans musculo-aponévrotiques jusqu'à la graisse périrénale.

2° *Énucléation du rein*. — L'énucléation du rein se fait à l'aide des doigts introduits délicatement entre la couche graisseuse périrénale et la capsule fibreuse propre du rein. Ces tissus, souples ou peu adhérents, se laissent en général facilement dissocier : en approchant du hile, il faut redoubler de précaution et s'arrêter dès que les vaisseaux sont mis à nu.

3° *Ligature du pédicule et détachement du rein*. — On doit toujours chercher à attirer le rein dans la plaie pour mettre bien sous les yeux le pédicule et ses vaisseaux. Le pédicule est lié en masse ou en deux moitiés : la ligature en deux moitiés est préférable, mais elle exige souvent des tractions sur le pédicule, et si celui-ci est court et friable, la ligature en masse est moins difficile, moins périlleuse. Pour passer le fil de soie, on se sert d'une aiguille mousse ; si on lie en deux faisceaux, on passe l'aiguille enfilée au milieu du pédicule, et après entre-croisement, on noue séparément les deux fils. Si on ne fait qu'une ligature, l'aiguille chargée est passée au-dessus ou au-dessous suivant l'attitude et la facilité. On doit toujours chercher à séparer l'uretère du reste du pédicule ; il sera alors sectionné et lié à part, après qu'on aura cautérisé au thermo-cautère sa surface de section s'il est infecté. Le rein est ensuite détaché aux ciseaux ou au bistouri ; la section du pédicule doit se faire assez loin de la ligature, pour qu'elle ne puisse échapper. Lorsque le rein est très volumineux, l'accès du hile est assez difficile : il vaut mieux alors commencer par placer une ou deux pinces sur le pédicule, et n'en faire la ligature qu'une fois le rein enlevé.

4° *Réunion et drainage.* — La large cavité qui résulte de l'ablation du rein s'efface et s'aplatit : une mèche de gaze iodoformée, un drain mis à demeure assurent l'écoulement des liquides dans le cas où il y aurait infection. Au cas contraire, si la plaie est aseptique, si la cavité est effacée, on se contentera d'un petit drain engagé dans l'angle inférieur. L'opération est terminée par les sutures des plaies profondes et superficielles. On peut voir comme accidents opératoires la blessure de la plèvre, du péritoine, du côlon, une hémorragie provenant de la vascularité énorme du parenchyme, de la déchirure de quelque artère du hile et même d'une blessure de la veine cave (Billroth, Braun, Schede) ; nous y reviendrons dans notre dernier chapitre.

NÉPHRECTOMIE PARTIELLE

Dans quelques cas de lésions partielles et limitées à une partie du rein, on a tenté de limiter la néphrectomie aux seules parties atteintes, en excisant tout ce qui était malade, en respectant de l'organe tout ce qui paraissait bon. Czerny, Kümmel, Bardenheuer, Tuffier (1) ont pratiqué des opérations de ce genre, qui sont de vraies résections. Après isolement du rein, la tumeur est disséquée

(1). Tuffier. — *Archives générales de médecine.* 1891.

D. DAUBOIS. 4

dans l'épaisseur du parenchyme rénal ; l'hémorrhagie est
arrêtée par une compression temporaire, et la plaie rénale
suturée au catgut comme après la néphrolithotomie.

NÉPHRECTOMIE SOUS-CAPSULAIRE

La néphrectomie que nous avons décrite précédemment
est une néphrectomie sus-capsulaire ; le rein, parenchyme
et capsule compris, est isolé des tissus voisins et enlevé.
Lorsque par suite d'adhérences inflammatoires anciennes
et étendues, cet isolement devient impraticable, M. le
professeur Ollier (2) a conseillé de décoller le rein de sa
capsule et de faire ce qu'il a appelé la *néphrectomie sous-
capsulaire*. Le rein est mis à nu : sa capsule est incisée
dans toute sa hauteur. Les lèvres de l'incision capsulaire
sont saisies par des pinces et le doigt, pénétrant dans
l'ouverture, chemine entre le parenchyme et la surface
interne de la capsule. Après avoir libéré ainsi les deux
faces et les deux extrémités du rein, on arrive avec précaution sur le pédicule, qui est lié en masse ou en deux
moitiés. La décortication sous-capsulaire du rein ne se
pratique pas souvent sans de grandes difficultés ; des
adhérences très étendues et très serrées rendent l'opération pénible, laborieuse et exposent à provoquer en avant
la déchirure du péritoine et du côlon.

Pour parer à ces dangers, M. Le Dentu a pratiqué ce
qu'il appelle *l'héminéphrectomie postérieure*. « Elle consiste à enlever totalement par une sorte d'abrasion toute

(2) Congrès français de chirurgie, 1880.

la moitié postérieure du rein, comme si on le fendait de
son bord externe vers le hile, et à évider ensuite aussi
complètement que possible la moitié antérieure. » La
ligature du pédicule n'est pas toujours possible : des
pinces seront laissées à demeure. Dans tous les cas, la
désinfection du moignon et de la cavité sera soigneuse-
ment exécutée, et la réunion sans drainage ne convient
qu'aux seuls cas de néphrectomie partielle sans infection
préalable.

NÉPHRECTOMIE SECONDAIRE

La néphrectomie est *secondaire* lorsqu'elle succède
à une autre opération, une néphrectomie en général,
déjà faite sur le rein et restée sans résultats. La
présence d'une fistule, l'existence d'adhérences sérieuses
et étendues avec l'atmosphère péri-rénale et les organes
voisins, constituent de graves complications au point de
vue opératoire. Le rein se trouve en quelque sorte
fusionné avec la sclérose qui l'enveloppe : on éprouve
souvent les plus grandes difficultés à le rencontrer ; aussi,
pour tourner la difficulté, Tuffier a-t-il conseillé d'agir de
la façon suivante : il pratique une incision lombaire
parallèle à l'incision primitive, mais en dehors d'elle; de cette
façon on peut arriver couche par couche jusqu'au rein, sans
se perdre dans les tissus fibreux qui englobent le trajet fis-
tuleux. Une fois sur le rein, on n'a qu'à terminer par
une décortication sous-capsulaire, le plus souvent avec morcellement. Le morcellement rend ici de gra ds services,
dans ces opérations graves de néphrectomies secondaires,

et il est souvent impossible d'enlever le rein autrement
que par fragments : il faut toujours prendre garde de
blesser le côlon ou d'ouvrir le péritoine. Ces deux accidents sont fréquents dans ces circonstances.

NÉPHRECTOMIE PARAPÉRITONÉALE

Préconisée en 1885 par Trélat, régularisée en 1886 par
Pozzi, la néphrectomie parapéritonéale a trouvé relativement peu d'adeptes ; on ne voit pas bien les cas dans
lesquels elle est susceptible de rendre plus de services
que les deux autres. Seule l'incision des parties molles
la distingue de la néphrectomie lombaire : une fois la peau
et les muscles incisés, le péritoine est décollé jusqu'au
milieu du rein et l'opération se poursuit comme une
néphrectomie lombaire. Pour l'incision des parties molles,
plusieurs tracés ont été proposés.

Bardenheuer incise dans la ligne axillaire ; Trélat a
reporté l'incision encore plus en avant et se place sur le
bord externe du droit. Kœnig adopte un tracé beaucoup
plus compliqué : il fait une première incision verticale au
côté externe de la masse sacro-lombaire, de la douzième
côte à quelques centimètres au-dessus de la crête iliaque,
et il sectionne ensuite la paroi abdominale, muscles
compris, depuis l'extrémité inférieure de l'incision verticale jusqu'au voisinage du bord externe du muscle droit
dans la direction de l'ombilic. Le péritoine est alors
décollé d'arrière en avant, et aussi loin qu'il est nécessaire. S'il y a lieu, le péritoine est incisé et l'opération

devient alors *rétro-intra-péritonéale*. M. le professeur
Poncet (1) qui préfère la néphrectomie parapéritonéale a
la néphrectomie lombaire fait une incision qui part des dernières fausses côtes à environ vingt millimètres en dehors
du grand droit jusqu'à la crête iliaque. Sur cette première,
il en fait une deuxième, ce qui donne deux volets grâce
auxquels on a beaucoup de jour. M. le docteur Rivière a
essayé sur le cadavre toutes les incisions proposées, celles
de Kœnig, de Gurbarow, de Snéguerion, et il croit que
l'incision de M. le professeur Poncet est celle qui offre le
plus grand nombre d'avantages. Il ne faut pas, comme le
voulait d'abord Trélat, faire l'incision le long du bord
externe du grand droit où le péritoine est très adhérent; il
faut là faire dans la « zone décollable », c'est-à-dire
beaucoup plus en dehors et sectionner les trois muscles de la paroi antéro-latérale de l'abdomen. On peut
ainsi facilement rester en dehors du péritoine; on a le rein
sous les yeux (on peut par conséquent modifier l'intervention au dernier moment); le hile est en outre à découvert.
La néphrectomie ainsi comprise donne plus de jour que
la néphrectomie lombaire, car à cause de l'épaisseur des
masses musculaires on opère au fond d'un véritable tunnel.

NÉPHRECTOMIE TRANSPÉRITONÉALE

(Proposé Kocher — Le Dentu)

1° *Incision de la paroi abdominale*. — Les premiers
opérateurs ont incisé la ligne blanche au-dessous et au-

(1) *Lyon médical*, 1892.

dessus de l'ombilic dans une certaine étendue, en évitant toutefois de beaucoup empiéter sur la région épigastrique. Les uns ont contourné l'ombilic, les autres ne s'en sont pas écartés et l'ont coupé verticalement. Sans parler de ceux qui ont cru avoir affaire à des tumeurs de l'ovaire, on peut dire que, dans le plus grand nombre des néphrectomies transpéritonéales, ce temps préliminaire a été une laparotomie médiane.

Avec Laugenbuch est né le procédé de laparotomie latérale qu'ont adopté après lui plusieurs chirurgiens (1). Il consiste à faire l'incision en dehors des muscles grands droits.

L'avantage de cette façon d'agir serait, pour le rein droit, de permettre à l'opérateur d'éviter le feuillet interne du mésocôlon sur lequel rampent les vaisseaux qui montent au côlon transverse, tandis que l'incision ou la déchirure du feuillet externe du mésocôlon le conduit rapidement sur la capsule graisseuse du rein, sans risque d'hémorragie.

S'il y a moins à se préoccuper de l'hémorragie à gauche, des deux côtés, aussi bien à gauche qu'à droite, les arcades des artères coliques sont en rapport direct avec le feuillet interne du mésocôlon, tandis que le feuillet externe est ordinairement refoulé en dehors et peu vasculaire. En réalité, il n'y a plus de mésocôlon proprement dit. Le gros intestin, en grande partie abandonné par le péritoine, est refoulé en avant par la tumeur et lui est immédiatement accolé, lorsque celle-ci est volumineuse. Il la coiffe le plus souvent par

---

(1) Laugenbuch. — *Trans. of the med. internat. Congress in London 1881.*

une de ces portions verticales (côlon ascendant et descendant); quelquefois, c'est le côlon transverse qui passe au-devant d'elle. L'incision de Laugenbuch rend aussi plus facile l'énucléation de la tumeur dans sa partie la plus externe, tout en exposant moins que l'incision médiane à l'issue de l'intestin grêle dans une grande longueur. Il ne faudrait pas cependant la préconiser d'une manière absolue. On devra se guider avant tout sur le volume et les rapports de la tumeur, et préférer le procédé qui, dans chaque cas, pourra ménager le plus d'espace à la main de l'opérateur pour éloigner l'intestin, énucléer le néoplasme ou le rein, et lier le pédicule.

2° Dégagement de la face antérieure de la tumeur. — Une fois le péritoine incisé, la masse intestinale qui recouvre la tumeur tend à s'échapper au dehors; autant que possible il faut s'y opposer. Si l'on opère sur la partie gauche de la cavité abdominale, on peut souvent, sans trop de peine, refouler l'intestin grêle à droite. La direction du mésentère vient en aide à l'opérateur. Ce refoulement peut être fait avec la main mais le mieux est de se servir de linges chauds. Si des gaz distendent tant soit peu l'intestin, si la tumeur est très volumineuse, le plus souvent quelques anses intestinales s'échappent au dehors et y restent pendant une partie de l'opération. Il faut avoir soin de les envelopper de linges aseptiques humides. Une fois l'intestin grêle écarté d'une façon quelconque, on aperçoit le rein et le côlon qui le coiffe. La règle est de passer au côté externe de ce dernier, là où il y a peu de vaisseaux à redouter. Mais il peut se faire que le côlon soit refoulé en dehors et que la tumeur tende à gagner la partie médiane du ventre. Le seul passage libre serait alors au côté interne de l'intestin. De même, lorsque la tumeur refoule en haut le côlon transverse et se place au voisinage de la colonne vertébrale, il faudra bien inciser le feuillet inférieur du mésocôlon transverse.

Il n'en reste pas moins vrai que, toutes les fois que cela sera praticable, il faudra éviter le feuillet le plus vasculaire de la séreuse, d'abord pour avoir le moins possible de vaisseaux à lier, ensuite pour ne pas compromettre la nutrition de l'intestin dans les portions desservies par les vaisseaux sectionnés. Ligatures au catgut, coupées ras et abandonnées dans la plaie.

3° Énucléation de la tumeur. — Ce temps est facile lorsqu'il n'y a pas d'adhérences avec le péritoine, difficile lorsque ces adhérences existent ou que la tumeur, s'il y a tumeur, s'étend au voisinage de l'aorte, de la veine cave inférieure, envahit les replis péritonéaux, englobe des anses intestinales. Dans ce dernier cas, l'opération peut se montrer inexécutable ou d'une difficulté telle, que les opérés succombent rapidement dans le collapsus.

Supposons d'abord le cas le plus simple : le rein ou la tumeur rénale se détache facilement des tissus ambiants. Après avoir incisé ou déchiré le péritoine dans une petite étendue, on agrandit la solution de continuité avec des ciseaux ou avec les doigts, en procédant par section ou par déchirure, et en faisant l'hémostase au fur et à mesure qu'on rencontre des vaisseaux. On dégage ainsi la face antérieure de la tumeur, particulièrement dans le voisinage et dans la direction du hile; il est alors « avantageux de se préoccuper de suite de la ligature du pédicule, car le gros danger de ce temps de l'opération est l'hémorrhagie par suite de la déchirure du tissu de la tumeur (1) ». Si l'on reconnaissait dès le commencement de l'énucléation que le tissu de la tumeur est friable, il pourrait être avantageux de recourir au procédé de morcellement. S'il y avait hémorragie la meilleure manière de s'en rendre maître serait de placer le plus vite possible de grandes pinces sur le pédicule et de l'enserrer ensuite dans une ligature en masse.

4° Traitement du pédicule. — On doit lier séparément les vaisseaux et l'uretère et réserver la ligature en masse pour les cas où l'on ne peut pas faire autrement. Si même on peut lier isolément les vaisseaux cela vaut encore mieux que de comprendre dans un fil unique artères et veines. Il faut avoir soin d'empêcher le reflux, dans le péritoine ou dans la plaie, du pus mélangé d'urine qui peut provenir de l'uretère ou du rein, au moment de la séparation de cet organe. Le moyen le plus sûr sera de saisir le conduit avec deux pinces à ovariotomie et de faire la section entre elles. Que doit-on faire de l'extrémité supérieure de l'uretère? Thornton dit de la fixer à la partie supérieure de la plaie abdominale. Morris propose de retourner l'extrémité de l'uretère vers les lombes et de la fixer dans une boutonnière pratiquée dans cette région. Le Dentu recommande la ligature pure et simple comme plus sûre et suffisante.

5° Suture du péritoine. — Drainage lombaire. — Rien de spécial à dire sur la plaie abdominale. Relativement au traitement de la solution de continuité du feuillet postérieur du péritoine, les avis sont partagés. Si Czerny

(1) Le Dentu. — *Affections chirurg. des reins.*

croit inutile de la suturer, Spencer Wells recommande
d'en faire la réunion avec soin. Le drainage postérieur
de la loge rénale à travers une boutonnière faite en dehors
de la masse sacro-lombaire est très important. Cette précaution est vivement recommandée par Barwell, Parker,
Palmer, Le Dentu. Comme ce drainage ne peut offrir
aucun inconvénient, il doit être posé en règle générale.

Procédé de M. le professeur Terrier. — Le mode de
drainage inauguré en 1887 par M. Terrier est encore bien
supérieur ; c'est à partir de ce moment que la néphrectomie a pris et mérité le nom de *transpéritonéale.*

Nous reproduisons ici, in extenso, la description de
son manuel opératoire : « La cavité péritonéale ouverte,
on refoule du côté opposé à la tumeur les anses intestinales qui se présentent et en particulier le gros intestin.
Puis en évitant les vaisseaux, on incise verticalement et
nettement le feuillet péritonéal postérieur qui recouvre la
tumeur. Cette section faite, il faut opérer avec deux ou
quatre pinces à pression placées de chaque côté sur les
lèvres de cette incision, de façon à les retrouver intactes à
la fin des manœuvres d'énucléation de la tumeur. Cette
énucléation est faite méthodiquement, soit avec les doigts,
soit avec des instruments mousses. Si la tumeur est formée
par des parties kystiques, il faut les ponctionner afin d'en
diminuer le volume et d'en faciliter l'énucléation.

« Arrivant au pédicule, on s'efforce de l'isoler et on
applique des pinces à pression, ou des pinces courbes
(modèle Terrier) puis on enlève la tumeur. Les ligatures
placées sur le pédicule vasculaire et sur les vaisseaux
lésés, on éponge avec soin la cavité rétro-péritonéale
occupée par la masse morbide. Il s'agit maintenant de

traiter l'incision péritonéale postérieure, dont les bords
sont faciles à retrouver, grâce aux pinces à pression qui
les maintiennent. Si cette incision est trop longue on peut
la rétrécir en haut et en bas à l'aide de points de suture,
soit avec la soie aseptique, soit mieux avec du catgut.
Ceci fait, les bords de l'incision sont attirés au dehors et
fixés aux bords de l'incision abdominale antérieure préala-
blement rétrécie par des points de suture profonds, placés
au-dessus et au-dessous de l'endroit où il est le plus facile
de fixer les deux lèvres de l'incision péritonéale postérieure. De cette façon, la cavité péritonéale est absolument
close et isolée de la cavité péritonéale occupée jadis par la
tumeur ; et s'il s'exhale des parois de cette dernière une
certaine quantité de sérosité, celle-ci peut facilement
s'écouler à l'extérieur, grâce aux tubes à drainage qu'on
introduit dans l'orifice suturé à la paroi abdominale antérieure. Les tubes au nombre de deux et assez volumineux
peuvent être rendus aseptiques en les imprégnant de
poudre d'iodoforme.

« Un pansement à la gaze iodoformée et à l'ouate iodoformée recouvert de bandes de gaze phéniquée et de mackin-
tosch est ensuite placé sur l'abdomen et maintenu par une
bande de flanelle et de l'ouate phéniquée hydrophile.

« Dans les cas où l'on a laissé l'uretère au fond de la plaie,
il est prudent de maintenir plus longtemps les tubes à
drainage. Ils seront au contraire enlevés assez vite, vers
le dixième ou douzième jour, si l'uretère a pu être attiré
au dehors, ou bien encore si l'on peut le croire non infecté,
ce qui est bien rare (1). »

(1) Terrier. — *Société de chirurgie*, 1887.

NÉPHRECTOMIE TRANSPÉRITONÉALE

Procédé de M. VILLARD

1er temps. Incision de la paroi abdominale. — Elle sera pratiquée sur le bord externe du grand droit de l'abdomen, permettant ainsi d'éviter le côlon ascendant, et de passer franchement en dehors de lui lorsqu'on arrivera sur la face antérieure de la tumeur rénale. Cette incision commencera à deux travers de doigt au-dessous du rebord des fausses côtes, et se prolongera directement en bas sur une longueur de 15 à 20 centimètres, ses dimensions pouvant varier évidemment avec le volume de la tumeur à enlever. Aussitôt l'ouverture péritonéale pratiquée, des pinces hémostatiques seront placées sur les lèvres du péritoine de façon à attirer celui-ci au dehors.

2e temps. Incision du péritoine pré-rénal et marsupialisation immédiate. — L'incision abdominale permettra alors de voir la face antérieure du rein, le plus souvent celle-ci sera en rapport de contiguïté avec la face postérieure de la paroi abdominale sans interposition d'anses d'intestin grêle. Si pourtant quelques-unes tendaient à faire hernie au dehors une compresse de gaze les refoulerait et les maintiendrait réduites en dedans. Le côlon ascendant et le coude droit du côlon transverse sont vus alors appliqués exactement contre la face antéro-inférieure du rein avec lequel ils contractent des rapports intimes. La situation exacte de ces organes étant déterminée on mènera verticalement sur la face antérieure du rein une incision qui passera à 2 ou 3 centimètres en dehors du bord externe du côlon, lequel sera après décortication refoulé vers la ligne médiane. Cette incision aura comme longueur toute l'étendue de la face antérieure de la tumeur. Aussitôt qu'elle sera pratiquée, les deux lèvres du péritoine incisées s'écarteront légèrement l'une de l'autre et seront saisies avec les mors de pinces hémostatiques multiples destinées à servir de tracteur et à assurer l'hémostase de quelques veines qui pourraient donner du sang. De légères manœuvres de décortication permettront d'avoir ainsi deux petits lambeaux péritonéaux gauche et droit que l'on attirera par traction sur les pinces hémostatiques au travers de l'incision de la paroi abdominale. Pratiquer à ce moment une suture en surjet au catgut unissant les aponévroses de l'abdomen et le péritoine pariétal d'une part au péritoine pré-rénal d'autre part, et on aura ainsi créé une sorte de poche extra-péritonéale conduisant directement sur la face antérieure du rein, et limitée latéralement par deux cloisons verticales formées par la suture du péritoine prérénal au péritoine de la paroi de l'abdomen.

3e temps. Décortication et ablation de la tumeur. — Il ne reste plus qu'à décoller le rein des adhérences lâches qui l'unissent à la face profonde de son revêtement sé-

reux et à l'atmosphère graisseuse péri-rénale. C'est par
un travail des doigts de décortication de proche en proche
que l'on arrivera à ce but et souvent ces manœuvres seront
d'une remarquable facilité, surtout lorsque les lésions
inflammatoires chroniques n'auront pas créé l'induration
des tissus ou des adhérences anomales résistantes. La
décortication terminée, on pratiquera soit la ligature du
pédicule à la soie, soit la forcipressure du hile au moyen
des pinces de Richelot.

4e temps. Tamponnement à la gaze iodoformée. —
L'intervention se terminera par un tamponnement à la
gaze iodoformée qui comblera la vaste cavité laissée par
l'ablation de la tumeur et parera au suintement sanguin
que pourraient fournir de petits vaisseaux. On utilisera une
gaze très faiblement iodoformée pour éviter les accidents
d'intoxication fréquents dans ce genre d'intervention.

Variété sous-capsulaire. — Dans le manuel opératoire
précédent, nous avons décrit la néphrectomie avec marsupialisation immédiate extra-capsulaire. Dans nombre de
circonstances, et cela surtout parce que ce procédé s'applique aux lésions suppuratives du rein, tuberculeuses ou
autres, des adhérences très fortes empêcheront la décortication sous-péritonéale, on aura alors recours à la décortication sous-capsulaire qui facilitera singulièrement le
manuel opératoire, et l'on sera étonné après l'incision de
la capsule du rein d'enlever en quelques secondes un rein
volumineux qui semblait devoir résister à toute tentative
de décortication tant qu'on se tenait en dehors de la capsule. Il suffira dans le deuxième temps, c'est-à-dire lors de

l'incision du péritoine pré-rénal; d'inciser du même coup
la séreuse et la capsule sous-jacente, de décoller solidai-
rement ces deux membranes, et de les suturer de même au
péritoine pariétal antérieur.

Observation I (inédite)

(Due à l'obligeance de M. le D' Villard, chef de clinique.)

Rein tuberculeux perinéphrétique. Néphrectomie primitive.

J... P..., quarante ans, conducteur de voitures. Entré
à l'Hôtel-Dieu le 6 août 1895, salle Sainte-Marthe,
service de M. Aug. Pollosson, professeur agrégé, rem-
placé par M. le D' Villard, chef de clinique à la Faculté.

Antécédents héréditaires. — Père et mère morts tous
les deux de pleurésie à forme aiguë, trois frères et deux
sœurs bien portants.

Antécédents personnels. — Pas de lésion de scrofule
dans son enfance. Pas de signes extérieurs de tuberculose,
bonne santé habituelle, pas de syphilis ; blennorrhagie il
y a quatre ans suivie presque immédiatement de cystite ;
depuis lors, le malade a toujours eu des mictions fréquentes ; de temps en temps, légères hématuries, avec
pus dans les urines, le malade rend parfois du sang par
l'anus ; phénomènes douloureux peu marqués. État général atteint : faiblesse, perte d'appétit.

Affection actuelle. — Le malade fut, il y a un mois, obligé de garder le lit à cause d'une douleur lombaire peu intense, exagérée par les mouvements et par les promenades en voiture. A la même époque, J... P... s'aperçut d'une tumeur du volume du poing siégeant dans la région lombaire droite. Il eut en même temps de légères hématuries (le malade ne peut dire si elles étaient influencées par les mouvements). Les urines étaient purulentes, mais le malade ne peut affirmer si elles l'étaient pendant toute la durée de la miction ; il prétend qu'à certains moments les urines étaient claires, mais il ne sait pas si la purulence coïncidait avec les douleurs. Jamais de signes de coliques néphrétiques ni jamais de constatation de graviers dans les urines.

Actuellement : l'hypocondre droit est augmenté de volume.

Au niveau de l'arcade crurale, dans son tiers externe, on note une tuméfaction rouge de la grosseur d'un œuf ; pas de saillie dans la région lombaire. La jambe droite est en demi-flexion sur la cuisse depuis deux mois et l'extension complète de la jambe est impossible. Aucune douleur soit dans le genou soit dans la hanche. La cuisse atrophiée est douloureuse à la palpation ; pas de douleur par rapprochement des deux épines iliaques. Aucun symptôme du côté de la colonne vertébrale.

Palpation. — La palpation permet de reconnaître une masse volumineuse, saillante dans l'hypocondre droit et que l'on saisit nettement entre une main antérieure placée sur la paroi abdominale et une main postérieure située dans l'échancrure ilio-costale. Fluctuation manifeste

simulant un faux ballottement rénal. Cette sensation de
fluctuation peut être perçue jusqu'au niveau de la crête
iliaque à deux travers de doigt au-dessus de celle-ci et
dans son tiers externe. En ce point la peau est amincie,
rougeâtre et en imminence de perforation par ulcération
sous-jacente. La percussion dénote de la matité en avant
de la tumeur dans sa partie inférieure. On porte le diagnostic de rein tuberculeux avec abcès froid périnéphrétique ayant fusé vers la fosse iliaque ; et une intervention
chirurgicale est décidée.

Opération (M. Villard). — 8 août. — Anesthésie à
l'éther. Une première incision faite parallèlement à
l'arcade de Fallope laisse s'échapper une grande quantité
de pus, une deuxième incision lombaire étendue de la
douzième côte à la crête iliaque complète l'évacuation du
phlegmon périnéphrétique. On sent alors le rein très
volumineux, bosselé, difficilement mobilisable et toute
tentative d'extraction par la voie lombaire est jugée
impossible en raison des dimensions de la tumeur. L'intervention par la voie transpéritonéale est donc décidée
et pour éviter les chances d'infection un manuel opératoire
spécial est suivi. Incision de la paroi abdominale sur le
bord externe du droit de 20 centimètres de longueur,
ouverture du péritoine pariétal. On aperçoit alors notte-
ment la face antérieure du rein recouverte par la séreuse
et côtoyée sur son bord interne par le côlon ascendant.
Longue incision verticale faite sur la face antérieure du
rein et pratiquée en dehors du côlon, intéressant le
péritoine viscéral et la capsule propre du rein, l'isolement
de ces deux enveloppes fait avec le doigt sur quelques

centimètres est très facile et aussitôt des pinces à forcipressure sont placées sur les lèvres du péritoine pariétal
et du péritoine viscéral, unissant celles-ci l'une à l'autre.
On cloisonne ainsi la grande cavité péritonéale, la poche
rénale est devenue extra-séreuse et les risques de rupture
d'une poche purulente et de péritonite consécutive sont
écartés. La décortication du rein est menée rapidement,
elle se fait avec le doigt et avec la plus grande facilité ;
au niveau du pédicule deux pinces de Richelot sont placées et laissées à demeure, l'extraction de la tumeur est
faite sans peine ; deux poches purulentes ont pourtant
dues être incisées pour diminuer le volume du rein et permettre son extraction au travers des lèvres de l'incision.
Les pinces à demeure placées sur les lèvres des incisions
péritonéales et qui avaient servi à cloisonner momenta-
nément la cavité sont remplacées par un surjet continu
au catgut. Tamponnement à la Mikulicz de la cavité ;
drainage par les incisions iliaques et lombaires.

9 août. — Le malade est assez bien — oligurie —
150 grammes d'urine. Depuis l'opération jusqu'à aujour-
d'hui, soit onze heures, pas de sang dans les urines.

10 août. — 500 grammes d'urine en 24 heures, non san-
glantes, mais très troubles.

11 août. — Pansement, on enlève les pinces de
Richelot.

12 août. — 500 grammes d'urine en 24 heures, trans-
parente à l'émission.

13 août. — 500 grammes d'urine en 24 heures, le malade
a été agité toute la nuit.

16 août. — 600 grammes d'urine en 24 heures.

17 août. — 1,000 grammes d'urine en 24 heures.

21 août. — 1,200 grammes d'urine en 24 heures, tout à fait claire.

26 août. — 1,100 grammes, la plaie commence à se cicatriser.

30 août. — La plaie se répare de plus en plus, on enlève un des drains.

19 septembre. — État général excellent, urines claires et limpides, quantité normale.

26 septembre. — Le malade conserve un état général excellent, les urines sont limpides, pas d'albumine ni de pus, le malade voit une goutte de sang perler à son méat lorsqu'il va à la selle.

15 octobre. — État général bon, urine quantité normale, absence d'albumine et de pus.

14 novembre. — Le malade quitte l'Hôtel-Dieu dans un état satisfaisant, présentant encore une légère fistule à la région lombaire, mais en voie de guérison.

Il nous écrit en date du 30 mai 1897 que son rétablissement est complet, que ses urines sont claires sauf quand il se fatigue, auquel cas il urine quelques gouttes de sang mais il n'a plus ressenti de phénomènes douloureux et la fistule est guérie depuis longtemps.

OBSERVATION II (*Inédite*)

Due à l'obligeance de M. le professeur Poncet.

Tuberculose rénale primitive du rein droit. Intégrité du reste du système génito-urinaire. Néphrectomie transpéritonéale rendue capsulaire et extra-séreuse.

P. M..., vingt-cinq ans, cuisinier, entré à l'Hôtel-Dieu le 6 mars 1897 dans le service de clinique de M. le professeur Poncet.

Antécédents héréditaires. — Père mort goutteux à soixante ans, mère bien portante, trois frères et une sœur morts d'affections indéterminées, un frère au service ayant eu une pleurésie.

Comme antécédents personnels, le malade a eu, à l'âge de quinze ans, une coxalgie à 'a hanche droite, ayant duré deux ans et guérie par ankylose parfaite.

A seize ans, un ab·ès ossifluent costal ayant duré trois mois, qui a guéri avec cicatrisation parfaite ; à part cela le malade a une bonne santé habituelle, aucune maladie vénérienne. Il y a quatre ans, le malade a abusé pendant six mois des apéritifs (bitter, absinthe) mais il a cessé au moment où il s'est soumis à un traitement pour la maladie actuelle qui date de six ans.

En 1891, début de l'affection par de la pollakiurie : un jour hématurie franche (sang caillé), puis amendement des symptômes qui disparaissent même complètement pendant l'hiver 1891-1892.

En 1893 la pollakiurie reparaît avec urines troubles; le docteur La Sagne, consulté, trouve beaucoup d'albumine et met le malade au régime lacté absolu, régime suivi sans interruption jusqu'à il y a trois mois. A cette époque un second médecin constate du pus dans les urines, met le malade au régime commun avec des capsules de térébenthine de Venise. Il y a quatre mois apparaissent nettement des douleurs dans la région lombaire droite s'irradiant à la cuisse du même côté. Le malade a toujours continué son métier de cuisinier, il n'a jamais maigri et n'aurait perdu ses forces que depuis quelques jours. Jamais de maux de tête, ni d'œdème des pieds, digestion normale.

On perçoit dans l'hypocondre droit, au-dessous du foie, une tumeur sphéroïde, à parois assez régulières qu'on peut limiter entre les deux mains, l'une placée en arrière dans la région lombaire, l'autre en avant, à droite de la ligne médiane, et qui donne la sensation de ballottement.

Il existe de la matité portant une bande sonore en rapport avec le côlon transverse. Mictions fréquentes, pollakiurie trouble ; les urines au repos laissent déposer une très épaisse couche purulente. Pas de symptômes douloureux spontanés ou provoqués. La néphrectomie est décidée.

Opération le 9 mars par M. le professeur Poncet. Anesthésie à l'éther. Incision de 15 à 20 centimètres sur le bord externe du droit, ouverture de la cavité péritonéale et incision du péritoine, de la tumeur et de la capsule propre du rein faite verticalement et en dehors du côlon qui est récliné en dedans. La capsule propre du rein et le péritoine viscéral, après un décollement portant sur quelques centimètres, sont suturés à l'incision de la paroi et au péritoine qui la tapisse par une suture en surjet continu au catgut, de façon à marsupialiser préventivement la cavité. Énucléation facile et rapide du rein tuberculeux. Pendant le cours de cette manœuvre plusieurs poches purulentes sont enlevées et leur contenu évacué au dehors. On applique des pinces à pression continue sur le pédicule et on les laisse à demeure ; tamponnement à la gaze iodoformée de la cavité laissée béante par l'ablation de la tumeur ; une mèche de gaze est glissée en outre dans l'angle supérieur de la plaie au-dessous de la région hépatique, en un point où la suture séro-séreuse avait été imparfaitement pratiquée.

Pansement superficiel. Points de suture dans l'angle inférieur de la plaie.

11 mars. — Oligurie pendant les deux premiers jours, 200 à 350 grammes, le taux des urines est actuellement de 500 grammes. Bon état général.

13 mars. — Quantité normale des urines 1,000 à 1,100 grammes, on retire les mèches les plus superficielles.

20 mars. — L'ablation totale du Mikulicz a été pratiquée sans incident. L'état général se relève rapidement. Rien de particulier à signaler du côté des urines.

20 avril. — Le malade a présenté pendant quelques temps une petite fistulette stercorale.

20 mai. — État général bon, la plaie est à peu près cicatrisée, pas de fièvre urineuse ; la fistulette est en voie de guérison.

27 mai. — Le malade quitte l'Hôtel-Dieu dans un état satisfaisant ; il nous écrit quelques jours plus tard satisfait de son état et annonçant la disparition de la petite fistule.

Examen du rein, — infiltration nodulaire, — sclérose, — cavernes. — La pièce portée au laboratoire a la forme générale et les dimensions d'un rein, elle pèse 180 grammes. La surface est lisse comme celle d'un rein complètement décortiqué et la couleur est d'un blanc uniforme comme celle du gros rein blanc. En plusieurs points, se trouvent des saillies arrondies et hémisphériques qui déterminent une fausse lobulation et qui au toucher sont fluctuantes : ce sont des abcès contenant un pus filant, verdâtre, muqueux (paralbumine) et dont la paroi a environ un demi-centimètre d'épaisseur et est constituée par la substance corticale du rein. Ces abcès sont de dimensions variables, les plus petits sont gros comme des noyaux de cerise, les plus gros comme un abricot. Dans certains points on assiste au début de leur formation en ce sens que l'on voit une infiltration puriforme dont le centre commence seulement à se ramollir. La paroi des gros abcès est rugueuse et rappelle un peu l'intérieur des ventricules du cœur. Les abcès ne communiquent pas les uns avec les autres, ils sont tous nés séparément et semblent avoir pris naissance à la limite qui sépare la substance des pyramides de la substance corticale. Le bassinet n'est pas distendu, il est d'ailleurs difficile à retrouver. La recherche du bacille de la tuberculose a donné un résultat positif.

APPRÉCIATION
DES DIFFÉRENTS PROCÉDÉS

De l'exposé du manuel opératoire des néphrectomies, il résulte que tantôt on pourra avoir recours à la voie lombaire, tantôt aux voies antérieures, abordant le rein soit latéralement soit directement au travers de la cavité abdominale. Si l'on s'en rapportait aux statistiques brutalement interprétées, la méthode lombaire s'imposerait évidemment, mais il faut en chirurgie tenir compte de plusieurs facteurs et si la méthode lombaire est la plus innocente au point de vue de la mortalité, elle est souvent impraticable.

Nous allons justement exposer dans ce chapitre les avantages de tel ou tel procédé, étude qui nous fera voir qu'il faut être éclectique et savoir s'adresser suivant le cas à l'une ou à l'autre méthode.

La voie lombaire, la plus anciennement employée est aussi sans conteste la voie la plus innocente. Le rein est abordé par sa face postérieure en dehors de tout revêtement péritonéal et le doigt glissant dans la courbe

adipeuse péri-rénale isole facilement le rein des parties
voisines ; aucun organe dangereux n'est à redouter.

Quelques branches vasculaires sont incisées, mais la
forcipressure rendra facilement maître de l'hémorrhagie.
Le drainage post-opératoire, si l'intervention a porté sur
un rein suppuré, sera fait dans d'excellentes conditions
de déclivité. Si l'on peut craindre quelques difficultés
dans le pincement des vaisseaux du pédicule il ne faut
point trop redouter ce temps opératoire, car dans l'im-
mense majorité des cas le rein peut être luxé en totalité
ou en partie au travers de l'incision lombaire, et c'est
pour ainsi dire à vue que l'hémostase se pratique. On
voit ainsi combien sont grands les avantages de la
néphrectomie lombaire ; sécurité du côté du péritoine,
sécurité au point de vue de la blessure des organes voisins,
drainage post-opératoire facile ; telles sont les principales considérations qui recommandent cette méthode à
l'opérateur. Malheureusement elle n'est pas toujours
applicable et ses contre-indications seront tirées à peu
près uniquement du volume de la tumeur. En effet, entre
la dernière côte et le bord supérieur de la crête iliaque la
distance est courte ; si un rein de volume normal peut
facilement passer au travers de l'échancrure ilio-costale,
il n'en est plus de même du rein pathologique et surtout des gros reins néoplasiques et tuberculeux. Vouloir faire passer un rein volumineux par cet orifice,
des opérateurs l'ont tenté. Ils ont eu recours pour cela à
un certain nombre d'artifices : d'abord les incisions obli-
ques plus longues que la simple incision verticale, mais
n'augmentant pas considérablement le jour opératoire ;
ensuite les résections partielles de la douzième côte, mais

c'est là un temps opératoire délicat et même dangereux. Rien de fixe en effet, dans les rapports de la plèvre avec cet os, tantôt il s'agit d'une douzième côte longue, en grande partie extra-pleurale, tantôt d'une douzième côte courte recouverte en totalité par le sinus costo-diaphragmatique. L'opérateur sera donc toujours exposé à ouvrir la séreuse pleurale et, par conséquent, aux accidents qui en sont la conséquence : le pneumothorax ou l'empyème. Enfin on a tenté et pratiqué le morcellement du rein pour réduire son volume et permettre son extraction par l'échancrure ilio-costale ; il s'agit là d'une méthode difficile, longue, exposant à des hémorrhagies, à des déchirures du péritoine rénal et en somme à cause de ces manœuvres difficiles et laborieuses, les avantages de la néphrectomie lombaire sont sérieusement diminués. Il nous semble donc que si la néphrectomie lombaire est l'idéal dans les lésions du rein ayant peu augmenté le volume de l'organe, lorsque celui-ci atteindra les dimensions d'une tête de fœtus, d'une tête d'adulte ou même davantage il faudra y renoncer et avoir recours aux méthodes latérales ou antérieures. Celles-ci sont comme nous l'avons vu la méthode parapéritonéale et la méthode transpéritonéale.

La *méthode parapéritonéale*, méthode intermédiaire entre la voie antérieure et la voie postérieure, dont les avantages ont été si bien montrés par M. le professeur Poncet, tourne en quelque sorte la difficulté et semble remplir toutes les indications. Enlever un rein volumineux par une incision faite latéralement à la paroi abdominale, dans une étendue aussi grande que l'on voudra et alors que la séreuse péritonéale ne sera pas ouverte,

qu'un décollement méthodique de celle-ci permettra
d'aborder le rein sans risquer d'infecter la cavité péritonéale, n'est-ce pas là le but que doit chercher un opérateur se trouvant en présence d'une tumeur volumineuse
du rein ? Mais là aussi existent quelques inconvénients.

Dans les tumeurs très volumineuses, il faudra faire
l'incision suffisamment antérieure pour avoir beaucoup
de jour, et plus l'incision aura été reportée en dedans,
plus il faudra pousser loin le décollement du péritoine
pariétal. Ces manœuvres ne seront pas sans présenter des
difficultés. Souvent le péritoine sera déchiré et cela
d'autant mieux qu'il s'agira de lésions suppuratives du
rein ayant créé de la périnéphrite adhésive, si fréquente
notamment dans la tuberculose rénale. Toute déchirure
du péritoine sera une porte d'entrée pour les germes
infectieux et la péritonite qu'on voulait éviter en sera la
conséquence. La néphrectomie parapéritonéale n'a sa
raison d'être qu'autant que le péritoine sera conservé
intégralement, toute déchirure en fait perdre le bénéfice,
et mieux vaudrait alors passer dans ces cas directement
au travers de la cavité péritonéale, ce qui faciliterait
singulièrement les manœuvres. Il nous semble donc que
la néphrectomie parapéritonéale est bien une excellente
méthode, mais qu'il est peut-être difficile de l'appliquer
avec la rigueur nécessaire pour qu'elle fasse bénéficier de
tous ses avantages théoriques. C'est là, évidemment, un
procédé incomparablement supérieur à la néphrectomie
transpéritonéale typique, mais peut-être faut-il lui préférer la néphrectomie transpéritonéale avec marsupialisation immédiate dont nous allons discuter dans quelques
instants la valeur. Nous nous attarderons peu, en effet,

sur la *néphrectomie transpéritonéale typique*, méthode
exclusivement applicable aux tumeurs très volumineuses
du rein et ne pouvant être enlevées par la voie lombaire.
Depuis l'époque où Kocher avait eu recours le premier à
ce procédé, les néphrectomies transpéritonéales ont été
fréquemment exécutées et ont rendu de grands services,
mais leur mortalité élevée les a toujours fait redouter des
chirurgiens et la néphrectomie transpéritonéale est restée
réservée aux cas où l'on ne pouvait faire mieux. Quelles
sont les causes de cette mortalité ? C'est l'infection péritonéale avec toutes ses variétés étiologiques, tout d'abord
celles qui sont implicables au défaut d'asepsie du chirurgien ou de ses aides, faute qui doit évidemment dispa-
raître et être tout à fait exceptionnelle. Néanmoins il faut
quand même compter qu'elles peuvent se produire quelquefois. Plus graves sont les péritonites consécutives à la
rupture d'une poche purulente au cours d'une intervention, poche purulente tuberculeuse ou en rapport avec
une pyélo-néphrite. Enfin l'infection péritonéale pourra
se produire tardivement, parce que des suppurations
existeront au niveau du pédicule du rein, suppurations
surtout fréquentes vers le moignon urétéral, soit que
celui-ci présente de l'infection calculeuse ou au contraire
une tuberculose descendante. On le voit donc, les causes
d'infection du péritoine sont multiples au cours des
néphrectomies transpéritonéales et elles contre balancent
sérieusement les avantages de cette méthode opératoire,
avantages que l'on peut résumer de la façon suivante :
incision permettant l'exploration des deux reins, opération faite à vue, décortication rapide, ablation facile,
pincement et ligature du pédicule faite sans difficulté.

Si donc on pouvait parer aux accidents d'infection péritonéale, la méthode transpéritonéale serait l'idéal pour
les reins volumineux. Quelques tentatives ont surtout
été dirigées contre les accidents d'infection péritonéale
tardifs en rapport avec la suppuration au niveau du
pédicule. Ce sont des méthodes qui complètent la
néphrectomie transpéritonéale typique par un drainage
lombaire, ou encore la manœuvre imaginée par M. le professeur Terrier, et qui se rapproche beaucoup du manuel
opératoire que nous préconisons. Celle-ci consiste dans
l'isolement du pédicule par la suture du péritoine décollé
aux lèvres de l'incision abdominale, alors que ce temps
est fait en dernier lieu.

De cette façon, toutes les possibilités d'infection péritonéale au cours des manœuvres d'extirpation du rein ne
sont pas évitées, et nous croyons que ces dangers seront
écartés par le procédé de marsupialisation immédiate
que nous avons mis en lumière dans le chapitre précédent, aussi croyons-nous que c'est là un artifice opératoire auquel il faudra avoir habituellement recours et qui
contribuera certainement à rendre plus innocent ce
genre d'intervention. En effet, dans la néphrectomie avec
marsupialisation aussitôt la paroi abdominale ouverte, le
péritoine péri-rénal est incisé, une suture ou des pinces
hémostatiques fixent d'une façon continue le péritoine
viscéral au péritoine pariétal et aussitôt cet adossement
des deux séreuses pratiqué, l'opérateur se trouve dans
des conditions d'innocuité au point de vue de l'infection
péritonéale aussi grandes que s'il était intervenu par la
voie lombaire. Il pourra dès lors pratiquer sans se presser
la décortication de la tumeur du rein ; des poches puru-

lentes pourront crever, elles s'évacueront au dehors sans
risquer l'infection de la séreuse péritonéale. Point de
gêne opératoire venant de la projection des anses d'intestin grêle au-devant de la tumeur : les deux murailles
péritonéales s'opposeraient à leur issue. Enfin, lorsque la
tumeur rénale sera enlevée, il restera là une vaste cavité
située dans l'épaisseur de l'atmosphère celluleuse péri-
rénale, facile à drainer. S'il existait des lésions septiques
du bassinet ou de l'uretère, point de danger d'infection
secondaire, l'évacuation des liquides septiques se fera
sans inconvénient au travers de la cheminée d'appel
ainsi créée. Ces considérations théoriques ont reçu le
contrôle de l'expérience clinique. Dans ces deux observations personnelles et inédites que nous rapportons, ce
procédé a été mis en usage et pourtant, surtout chez le
premier malade, il existait un état général très grave et
des lésions suppuratives très étendues. Ces deux cas se
sont terminés par la guérison sans qu'à aucun moment
on ait pu redouter l'évolution d'accidents infectieux
péritonéaux. Il nous semble donc que la néphrectomie
transpéritonéale avec marsupialisation immédiate sera
une méthode de choix. Elle présente tous les avantages
de la néphrectomie transpéritonéale proprement dite : la
simplicité du manuel opératoire et la rapidité de l'exécution ; d'autre part, elle en supprime tous les inconvénients, c'est-à-dire les dangers d'infection du péritoine,
soit immédiats au cours de l'intervention, soit
tardifs en rapport avec une suppuration secondaire
développée au niveau du pédicule. Reste un dernier
point à mettre en lumière. Faudra-t-il faire la néphrectomie simple ou sous-capsulaire ? La néphrectomie

extra-capsulaire doit être considérée comme la méthode
de choix surtout dans les tumeurs malignes du rein
où l'on redoute la récidive du néoplasme. Dans les
lésions suppuratives, c'est encore au point de vue théo-
rique la méthode de choix, car il ne faut pas oublier que
lorsqu'on a recours à la méthode sous-capsulaire, on est
obligé de placer la pince du pédicule au niveau de l'insertion du bassinet au parenchyme rénal, il restera donc
dans le pédicule un organe suppurant qui, lorsqu'il
s'agira de tuberculose rénale, pourra devenir le point de
départ d'inoculation secondaire ou de fistules persistantes.
Il faut cependant savoir que c'est justement dans ces cas
de lésions suppuratives que les adhérences sont très
intimes à la périphérie du rein et souvent les procédés
extra-capsulaires sont inapplicables. Nous croyons donc
qu'il faudra tenter la décortication sous-péritonéale du
rein, mais que si l'on s'aperçoit que celle-ci est trop
difficile, qu'elle expose à des déchirures de la séreuse,
il vaudra mieux, malgré les légers inconvénients que
nous venons de signaler, recourir à la méthode sous-
capsulaire (c'est du reste ce qui a été fait dans nos deux
observations), quitte à pratiquer ultérieurement une
opération itérative pour tarir la fistule.

Des considérations précédentes résulteront les indications de la néphrectomie transpéritonéale avec marsupialisation immédiate ; ces indications seront celles de la
néphrectomie transpéritonéale en général, c'est-à-dire
toute tumeur du rein (et nous entendons par tumeur une
augmentation de volume de l'organe néoplasique ou
inflammatoire dépassant le volume d'une tête de fœtus).
Toutes les fois que l'on pensera avoir de la peine à

enlever une tumeur par la voie lombaire, qui reste malgré tout la voie de choix, il faudra sans hésiter recourir à la méthode transpéritonéale et cela sans les craintes inspirées par la connaissance des statistiques antérieures, vu la diminution considérable des chances de mort par infection du péritoine.

Les gros reins néoplasiques seront enlevés suivant le procédé extra-capsulaire, les reins suppurés (et ce seront presque toujours des reins tuberculeux, la calculose rénale donnant rarement naissance à des tumeurs volumineuses) seront justiciables le plus souvent, et cela par nécessité, de la variété sous-capsulaire.

En résumé, l'indication dominante c'est le volume; il ne faudra jamais s'efforcer de vouloir faire passer, coûte que coûte, un rein trop gros par une échancrure ilio-costale, de façon à éviter l'effraction du péritoine, puisque avec le manuel opératoire que nous avons décrit c'est seulement pendant quelques instants que la séreuse est exposée et cela moins que dans n'importe quelle laparotomie exploratrice.

———————

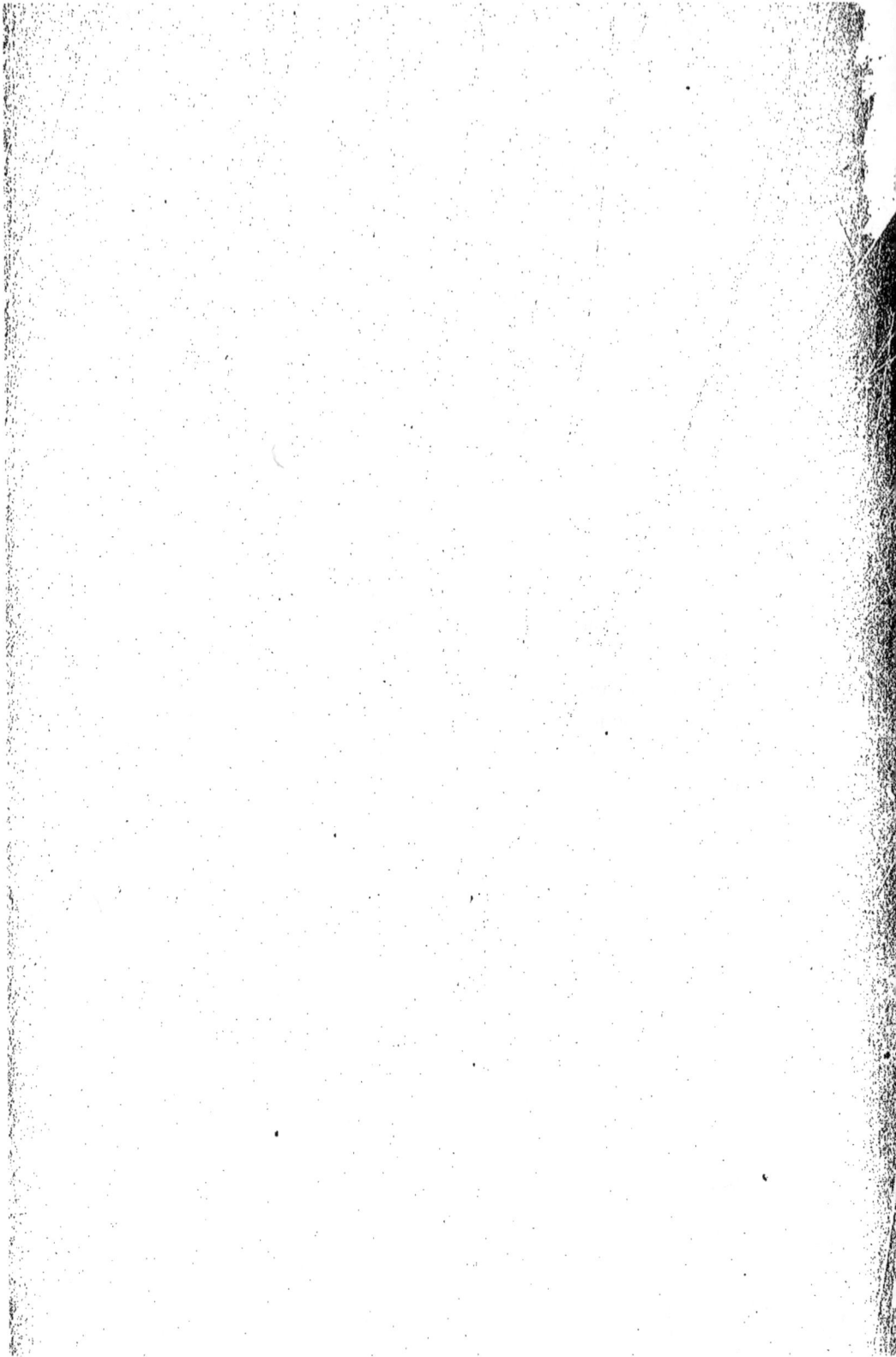

CONCLUSIONS

I. — Le procédé opératoire que nous décrivons sous le nom d'isolement immédiat de la cavité péritonéale dans la néphrectomie abdominale consiste dans la marsupialisation précoce des incisions transpéritonéales.

II. — Le péritoine qui recouvre le rein étant incisé, on procède avant toute manœuvre sur ce dernier organe à la suture des lèvres de la plaie péritonéale de telle sorte que le foyer opératoire est complètement isolé de la grande séreuse.

III. — Ce temps nouveau de la néphrectomie transpéritonéale (Villard) offre le réel avantage de mettre la séreuse à l'abri d'une infection possible pendant le cours de l'opération, et non plus seulement après elle par la marsupialisation post-opératoire telle que les chirurgiens l'exécutaient suivant la pratique de M. le professeur Terrier.

IV. — La marsupialisation précoce contribue à étendre le champ de la néphrectomie transpéritonéale ; c'est ainsi que dans les lésions infectieuses du rein : abcès tuberculeux, lithiasiques, etc., on ne doit plus comme par le passé trouver une contre-indication à la néphrectomie abdominale lorsque cette dernière paraît d'une exécution plus facile et plus rapide que la néphrectomie lombaire.

V. — La marsupialisation *anté-néphrectomique* telle qu'elle a été pratiquée deux fois par MM. les docteurs Poncet et Villard nous paraît un progrès sur la marsupialisation *post-néphrectomique*, et mérite d'entrer dans la pratique. Les deux opérations qui ont été le point de départ de notre thèse et dans lesquelles les malades ont rapidement guéri viennent à l'appui de notre manière de voir.

Vu :

LE DOYEN,

LORTET

Vu :

LE PRÉSIDENT DE THÈSE,

PONCET

Vu et permis d'imprimer :

LE RECTEUR,

G. COMPAYRÉ

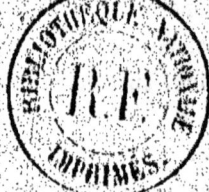

TABLE DES MATIÈRES

———

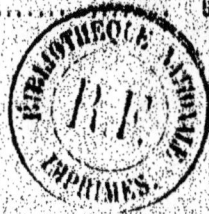

———

Imp. A. STORCK & Cie - Lyon.

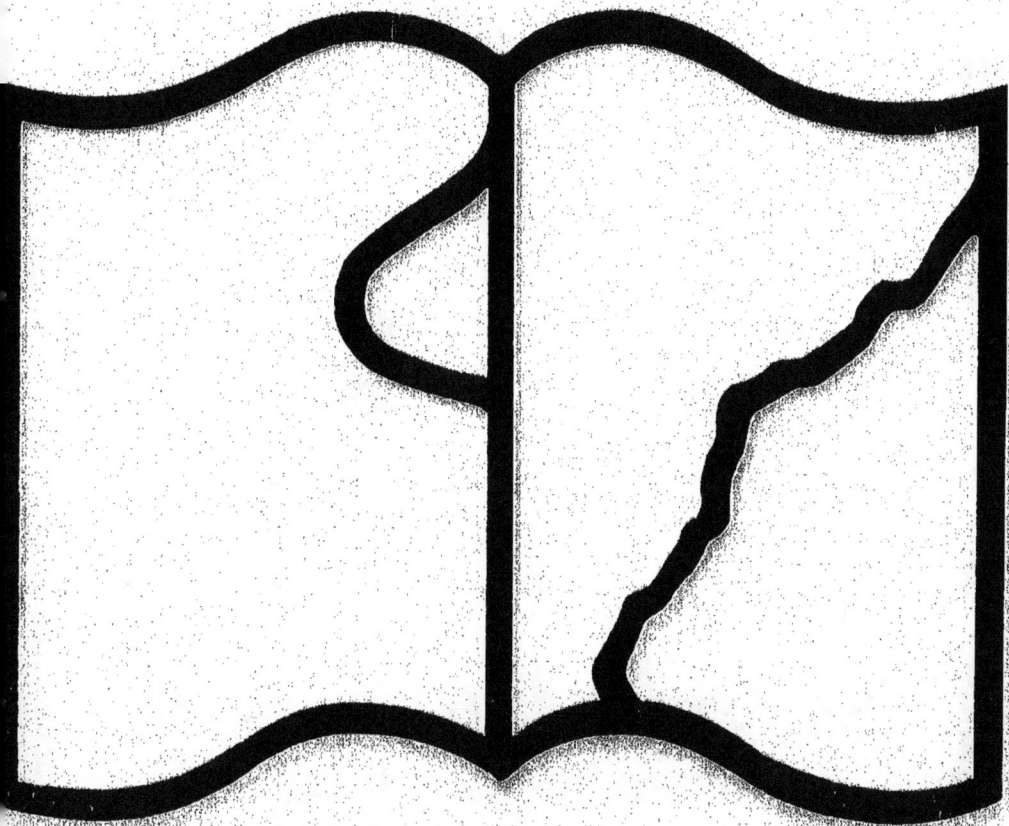

Texte détérioré — reliure défectueuse

NF Z 43-120-11

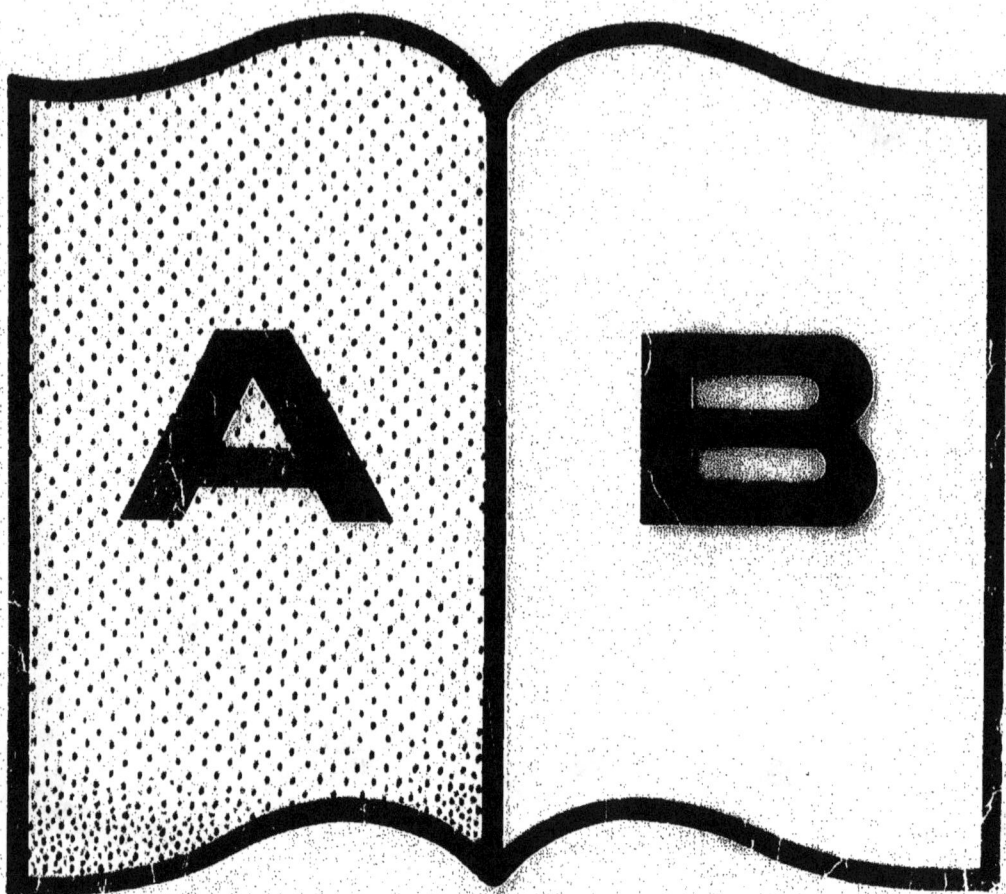

Contraste insuffisant

NF Z 43-120-14